W0349737

Inhaltsverzeichnis

Vorwort 5
Der Trainingsplan 6
Die eigene Ernährung abgestimmt auf die Ziele 8
Ernährung für Cardio 10
  Leckerer Kichererbsen-Reissalat 11
  Winterlicher Milchreis mit Zimt 12
  Gesunde Brokkoli-Käse Suppe 14
Proteine durch Fleisch 15
  Gefüllte Paprika 15
  Rindergulasch mit Karotten 17
  Saftiges Rinderfilet mit Kohlsprossen 19
Low Carb und High Carb 21
  Kürbissuppe mit Ingwer 22
  Zucchini- Süßkartoffelauflauf 24
  Selbstgemachte Schokoladencreme 26
  Mozzarella- Melanzaniauflauf 27
  Thunfisch- Nudelsalat mit grünem Spargel 29
  Quarkhäppchen 31
  Schokoladen-Kokos Overnight Oats 32
Ernährung für Kraftausdauer 33
  Mit Faschiertem und Reis gefüllte Zucchinischiffe 34
  Proteinreiche Overnight Oats mit Banane und Erdnussbutter 36
  Vegetarischer Eierreis 37
Ausdauer durch Nudeln 39
  Vollkornnudeln mit Brokkoli in leckerer Nusssauce 40

Proteinreiche Spaghetti Carbonara 41
Blattspinatnudeln 42
Kohlehydrate und Superfoods 43
Kichererbsencouscous 43
Obstsalat mit Quinoa 45
Rote- Rüben Risotto mit frischen Heidelbeeren und Gojibeeren 46
Tomaten- Bulgursalat 48
Overnight Oats mit Chia- Samen und Amaranth 49
Ernährung für Kraftaufbau 50
Protein French Toast 51
Hähnchenquesadilla mit Ziegenkäse 52
Protein Kaiserschmarren 53
Low- Carb und Proteinreich 55
Saftiges Ofenhähnchen mit Gemüse 55
Spinatmuffins 57
Hähnchencurry 58
Maximale Kraft durch die Küche 60
Proteinwaffeln mit frischen Früchten 60
Paprikapfanne mit Rindfleisch und Cashewnüssen 62
Proteinreiche Biskuitrolle mit Erdbeeren 63
Gerichte für Genießer und Feinschmecker 64
Zucchinipfanne mit Feta 64
Shrimpssalat mit Mango 66
Wildlachs mit Blumenkohlpüree 68
Kuchen 69
Zitronenkuchen 69
Saftiger Karottenkuchen 71

Sommerlicher Kokoskuchen 72
Desserts 74
Eiweißreiche Nussschnecken 74
Frozen Berry Joghurt 76
Apple Crumble Muffin 77
Eiweißkugeln mit Erdnussbutter und Schokodrops 78
Müsliriegel 80
Nussriegel 81
Cranberry- Kokos Müsliriegel 83
Quinoa- Proteinriegel 84
Smoothies und Shakes 85
Beerensmoothie 86
Frozen Wassermelonensmoothie 87
Green Smoothie 88
Eiweißreicher Pfirsischsmoothie 89
Hinweise zum Abschluss 90
Haftungsausschluss 92
Impressum 93

Bodybuilding Kochbuch

50 Rezepte für Maximale Fettverbrennung und Muskelaufbau

Effektiv abnehmen und Gesund kochen mit diesem Fitness - Kochbuch.

Detlef Groeger

Vorwort

Eine gesunde und ausgewogene Ernährung ist nicht nur für den Körper, sondern auch für den Geist von großer Bedeutung.

In diesem Bodybuilding Kochbuch stelle ich Ihnen 50 Rezepte vor, die Sie dabei unterstützen werden, Ihre individuellen Ziele zu einem gesünderen Leben zu erreichen.

Von Low Carb bis zu High Carb ist alles dabei.

Sogar süße Rezepte inklusive Smoothies, Kuchen und Desserts sind vorzufinden und warten darauf, nachgekocht zu werden.

Nicht nur für Bodybuilder, sondern auch für Ausdauersportler ist etwas Richtiges dabei.

Ich wünsche Ihnen viel Spaß beim Nachkochen!

Ihr Detlef Groeger

Der Trainingsplan

Egal, ob Sie überflüssige Pfunde loswerden, definierter aussehen oder auch Muskeln aufbauen wollen, der richtige Trainingsplan ist dabei essentiell. Jeder Mensch ist individuell und daher muss auch der Trainingsplan speziell auf die Ziele abgestimmt sein.

Beim Abnehmen ist es darüber hinaus genauso wichtig, Kraftsport zu betreiben.
Leider machen die meisten Menschen anfangs den großen Fehler, sich einfach mehrere Stunden pro Woche auf ein Kardiogerät wie zum Beispiel Laufband, Crosstrainer und co. zu stürzen und sich voll und ganz dem Ausdauersport zuzuwenden.

Laufen, schwimmen, Rad fahren stärken zwar das Herz-Kreislauf-System und dies ist für die allgemeine Fitness ein großer Vorteil, jedoch unterschätzen einige Leute die Wichtigkeit des Krafttrainings.

Im Alter nimmt man von Zeit zu Zeit automatisch immer mehr an Muskelmasse und Knochendichte ab, wobei genau diese beiden Dinge besonders wichtig für ein gesundes, schmerzfreies Leben sind.

Durch regelmäßiges Krafttraining kann diesem Phänomen entgegengewirkt werden und wieder an fettfreier Muskelmasse aufgebaut werden.

Darüber hinaus herrscht vor allem bei Frauen der Irrglaube, durch Krafttraining schnell Muskelberge aufzubauen und dadurch maskulin zu wirken. Jedoch ist es durch die hormonelle Ausgangslage der Frau ohne zusätzliches Injizieren durch das Hormon Testosteron überhaupt nicht möglich, merklich an Muskelmasse aufzubauen. Frauen besitzen zwar einen Anteil an Testosteron im Blut, doch der ist gering.

Natürlich sollte besonders bei Anfängern genauestens darauf geachtet werden, einen sinnvollen Trainingsplan zu erstellen und dabei sollte ein geschulter Trainer auf eine korrekte Übungsausführung Acht geben.

Ich würde Ihnen daher empfehlen, Ihre Ausgangslage und Ziele festzusetzen und zu bestimmen. Danach ist es am besten, einen erfahrenen Coach für die Erstellung eines sinnvollen Trainingsplans zu engagieren und sich in Sachen Ernährung persönlich fortzubilden.

Sie dürfen darüber hinaus nicht vergessen, die Sachen zu hinterfragen und sich selbst zu informieren, um Falschaussagen auf den Grund zu gehen und diese auch als welche zu erkennen.

Die eigene Ernährung abgestimmt auf die Ziele

Ein Muskelaufbau ist beispielsweise nur dann möglich, wenn einerseits richtiges Krafttraining absolviert wird und zweitens, wenn Sie im Kalorienüberschuss essen.

Dies bedeutet ganz einfach, dass Sie jeden Tag mehr zu sich nehmen müssen, als Sie an Kalorien im Laufe des Tages und während des Trainings abbauen.
Ein gleichzeitiger Muskelaufbau und eine Fettabnahme sind nur bei Trainingsanfängern in den ersten paar Monaten der aktiven Betätigung zu beobachten.

Für eine Gewichtsabnahme ist es wiederum nötig, im Kaloriendefizit zu essen, das heißt, dass man täglich weniger zu sich nehmen darf, als der eigene Körper verbrennt.

Wenn Sie nicht wissen, was Ihr täglicher Verbrauch ist, dann nehmen Sie einen einfachen Verbrauchsrechner aus dem Internet als Beispiel und lassen sich das ausrechnen.

In den meisten Fällen ist das Ergebnis relativ ungenau, deswegen schauen Sie darauf, eine Woche lang nur nach der Kalorienanzahl zu essen und wiegen sich in zeitlichen Abständen ab.
Je nachdem werden Sie sehen, ob Sie dabei zunehmen, abnehmen, oder ob das Gewicht gleich bleibt. Wenn Ihr Körpergewicht komplett dasselbe bleibt, dann haben Sie Ihren Verbrauch herausgefunden und können danach essen.

In diesem Kochbuch finden Sie sowohl Rezepte für den Muskelaufbau im Kalorienüberschuss als auch Rezepte für die Diät, um ungewollte Kilos zu verlieren.

Im ersten Teil werden Rezepte für Ausdauersportler vorgestellt, die viel Energie bringen und damit zu mehr Leistungsfähigkeit verhelfen. Nicht nur Low-Carb, sondern auch High-Carb Mahlzeiten sind in diesem Kochbuch vertreten und laden zum Ausprobieren ein.
Darüber hinaus sind zusätzlich zu all den herzhaften Gerichten auch leckere Desserts und Süßspeisen zu finden. Auch für Kuchenliebhaber gibt es eine eigene Kategorie mit leckeren, aber gesunden Variationen.

Ernährung für Cardio

Für den Bereich des Ausdauersports ist es besonders wichtig, genügend Energie in Form von Kohlehydraten zu sich zu nehmen, um die volle Leistung erbringen zu können. Die nächsten drei Rezepte eignen sich bestens dazu, Ihnen vor dem Ausdauersport die nötige Energie zu liefern, um Höchstleistungen erbringen zu können.

Wichtig ist es, vor dem Sport die körpereigenen Energiespeicher aufzuladen und dies machen Sie, indem Sie hochwertige Kohlenhydrate zu sich nehmen. Zu diesen zählen zum Beispiel Haferflocken, Kartoffeln, Vollkornnudeln, Reis und auch Nüsse. Letztere helfen durch den hohen Anteil an gesunden Fetten auch zu einer verbesserten Leistungsfähigkeit und zu mehr Konzentration in Arbeit und Studium.

Leckerer Kichererbsen-Reissalat

Ein proteinreicher Salat mit genügend Kohlehydraten, um beim Ausdauersport lange durchhalten zu können. Einfach und schnell zubereitet und für jedermanns Geschmack gut geeignet.

Zutaten:

- 250 g Kichererbsen
- 150 g Thunfisch
- 150 g Salatgurke
- 250 g Reis
- 250 g rote Beete (frisch)

für das Dressing:

- 15 ml Olivenöl
- 5 EL Balsamicoessig
- Gewürze (Salz, Pfeffer)
- Basilikum

Zubereitung:

Waschen und schneiden Sie die Salatgurke und die rote Beete in kleine Würfel und kochen Sie anschließend den Reis mit leicht gesalzenem Wasser.

Mischen Sie alle Zutaten zusammen in eine Schüssel und bereiten Sie anschließend das

Dressing für den Salat zu.

Mengen Sie das Öl-Essig Dressing unter den Salat und voilà, so einfach und schnell kann gesunde Ernährung sein.

Winterlicher Milchreis mit Zimt

Ein warmes Gericht, das nicht nur als Nachtisch, sondern beispielsweise auch gerne einmal als Frühstück verzehrt werden kann. Tipp: Kann mit warmen Beeren verfeinert werden und schmeckt nicht nur im Winter gut!

Zutaten:

- 100 g Reisflocken
- 250 ml Wasser
- 250 ml fettarme Milch
- Zimt

Zubereitung:

Geben Sie die Milch und das Wasser gemeinsam in einen Topf und bringen Sie die Mischung langsam zum Kochen.

Anschließend geben Sie die Reisflocken mit dazu und lassen Sie das Ganze 5-7 Minuten bei ständigen Rühren leicht köcheln. Achten Sie dabei darauf, dass die Reisflocken nicht anbrennen.

Nehmen Sie den Topf daraufhin vom Herd und lassen Sie den Milchreis für circa 10 Minuten quellen.

Geben Sie zum Schluss je nach Geschmack und Laune den Zimt dazu und schon ist der eiweißreiche Milchreich fertig.

Gesunde Brokkoli-Käse Suppe

Eine andere Art, um den nährstoffreichen und äußerst gesunden Brokkoli zu genießen, vor allem für Käseliebhaber geeignet!

Zutaten:

- 500 g Brokkoli
- 100 g geriebener Käse (light, wenn Bedarf)
- 2 TL Gemüsebrühe
- 500 ml fettarme Milch
- 1 Schalotte
- Gewürze

Zubereitung:

Zerkleinern Sie den Brokkoli und kochen Sie ihn inklusive dem Stamm für 5 Minuten.

Fügen Sie die restlichen Zutaten entweder in einem Mixer oder in einer Schüssel zusammen und geben Sie anschließend den gekochten Brokkoli hinzu.

Pürieren oder Mixen Sie die Mischung gut, bis keine Klumpen mehr vorhanden sind.

Nun geben Sie die Suppe zurück in den Kochtopf und lassen Sie sie für weitere 5 Minuten köcheln und schmecken sie mit Gewürzen ab.

Proteine durch Fleisch

Für die Nicht-Vegetarier haben wir in dem nächsten Abschnitt proteinreiche Rezepte vorbereitet, die jeden Fleischliebhaber das Herz höherschlagen lässt.

Gefüllte Paprika

Nach österreichischem Rezept werden die Paprika mit proteinreichem Faschiertem und Reis gefüllt, ideal für alle Sportler.

Zutaten:

- 4 Stück Paprika
- 30 g Langkornreis
- 2 EL Öl
- 350 g gemischtes Faschiertes
- 1 Ei
- 1 Zwiebel
- 2 Knoblauchzehen
- Gewürze (Salz, Pfeffer, Paprikapulver)

Zubereitung:
Kochen Sie zu allererst den Reis in Salzwasser und lassen Sie diesen anschließend abseihen und abkühlen.

Danach heizen Sie den Backofen auf 180 Grad vor und schneiden in der Zwischenzeit Zwiebel und Knoblauch klein, um sie danach mit Öl in der Pfanne anschwitzen zu können.

Anschließend würzen Sie das gemischte Faschierte mit den Gewürzen und vermengen es mit den anderen Zutaten, inklusive dem Ei, zu einer Menge.

Höhlen Sie die Paprika aus, entfernen Sie alle Kerne und füllen Sie diese mit der Masse, um Sie anschließend in eine Auflaufform zu stellen.
Zu guter Letzt lassen Sie die gefüllten Paprika bei 180 Grad für circa 45 Minuten in der unteren Schiene garen. (Tipp: Mit Tomatensauce servieren!)

Rindergulasch mit Karotten

Das Low Carb Rindergulasch ist für alle Feinschmecker, die auf einen hohen Eiweißgehalt in ihren Mahlzeiten achten, besonders gut geeignet.

Zutaten:

- ♣ 600 g Rindergulasch
- ♣ 300 g Karotten
- ♣ 2 Zwiebeln
- ♣ 1 Knoblauchzehe
- ♣ 600 ml Gemüsefond
- ♣ 300 g Pastinaken
- ♣ Kräuter (3 Zweige Thymian, 1 Zweig Rosmarin, 2 Lorbeerblätter)
- ♣ 150 ml Rotwein
- ♣ 20 g Tomatenmark
- ♣ 2 EL Olivenöl
- ♣ Gewürze (Salz, Pfeffer, Ras el Hanout)

Zubereitung:
Schneiden Sie das Rindsfleisch in mundgerechte Stücke, die Zwiebel nach dem Schälen in Hälften und die Karotten und Pastinaken nach dem Schälen in Stücke.

Lassen Sie das Fleisch mit dem Olivenöl gemeinsam in einem Topf erhitzen und geben Sie anschließend das Tomatenmark, Zwiebeln und Knoblauch dazu.

Löschen Sie alles mit Rotwein ab und lassen Sie es aufkochen.

Fügen Sie daraufhin den Gemüsefond hinzu und lassen Sie das Ganze bei ungefähr 90 Minuten mit geschlossenem Deckel leicht köcheln.

Danach geben Sie erst die Pastinaken und Karotten hinzu und würzen mit Salz, Pfeffer und Ras el Hanout.

Um dem Ganzen ein noch intensiveres Aroma zu geben fügen Sie die Kräuter hinzu und lassen Sie das Fleisch noch für weitere 30 Minuten zugedeckt köcheln. Guten Appetit!

Saftiges Rinderfilet mit Kohlsprossen

Ein weiteres Rezept mit einem hohen Genussfaktor für Rindfleischliebhaber. Sehr hoher Proteingehalt und macht mit wenig Kalorien satt durch den Rosenkohl.

Zutaten:

200g Rosenkohl
200 g Rinderfilet
½ Zwiebel (rot)
1 TL Schmalz
1 TL Rapsöl
Gewürze (Salz, Pfeffer)

Zubereitung:

Putzen Sie zu allererst den Rosenkohl und kochen Sie diesen im Salzwasser, bis er bissfest ist.

Gießen Sie anschließend das Wasser ab und halbieren Sie die Sprossen.

Danach heizen Sie den Ofen auf 140 Grad vor und lassen eine Pfanne mit dem Butterschmalz heiß werden.

Geben Sie danach das Filet hinein und braten Sie es auf jeder Seite für ungefähr 2 Minuten scharf an, um eine leckere Kruste entstehen zu lassen.

Wickeln Sie es anschließend in etwas Alufolie ein und lassen Sie das Rinderfilet im Ofen für medium circa 6-8 Minuten, und falls Sie es
well-done haben wollen, für 8-10 Minuten ziehen.

Währenddessen geben Sie die fein geschnittene Zwiebel zusammen mit dem Öl und dem Rosenkohl in eine Pfanne und braten Sie alles zusammen an, bis das Filet fertig ist.

Low Carb und High Carb

Es gibt unzählige Ernährungsformen, die auf die jeweiligen Ziele und sportlichen Aktivitäten zugeschnitten sind. So wie sich Low Carb beispielsweise ideal für alle Menschen eignet, die ein paar Kilogramm abnehmen wollen und durch die verminderte Aufnahme von Kohlehydraten größere Mengen zu sich nehmen dürfen. Viel Gemüse und Protein lautet hier die Devise.

High Carb hingegen eignet sich für die Ausdauersportler und auch Kraftsportler, die durch die erhöhte Kohlehydrataufnahme von mehr Energie und Leistungsfähigkeit profitieren können

Low Carb Rezepte:

Kürbissuppe mit Ingwer

Nicht nur im Herbst eine absolute Köstlichkeit für alle Kürbisliebhaber, die durch den Ingwer zu einem gestärkten Immunsystem verhilft.

Zutaten:

- 300 g Hokkaidokürbis
- 2 Karotten
- 700 ml Wasser
- 1 Schalotte
- 3 cm Ingwer
- 1 EL Butter
- 1 EL Olivenöl
- 4 TL Schmand
- 1 TL frisch gepressten Limettensaft
- Gewürze (Salz, Pfeffer)

Zubereitung:
Schneiden Sie zuerst das Kürbisfleisch und die Karotten in kleine Würfel und erhitzen Sie anschließend Öl und Butter in einem Topf.
Darin lassen Sie die Schalotte anschwitzen und fügen daraufhin Kürbis und Karotten dazu.

Danach löschen Sie alles mit dem Wasser ab und lassen Sie die Mischung bei mittlerer Hitze für ungefähr 12 Minuten köcheln.

Währenddessen schälen und pürieren Sie den Ingwer mit etwas Flüssigkeit aus dem Topf und geben die Mixtur daraufhin in den Topf zurück.

Nehmen Sie die Suppe von der Herdplatte, pürieren Sie alles zusammen zu einer feinen Suppe und schmecken Sie mit den Gewürzen ab, guten Appetit!

Zucchini- Süßkartoffelauflauf

Ein leichter Auflauf, der gut schmeckt und das Abnehmen um einiges erleichtert, da es durch das Gemüse schneller satt macht und dabei einen niedrigen Kaloriengehalt hat.

Zutaten:

- 300 g Zucchini
- 100 g Süßkartoffel
- 2 Zehen Knoblauch
- 1 Frühlingszwiebel
- 150 g geriebenen Mozzarella
- 200 ml Milch
- 50 ml Sahne
- 2 EL Butter
- 1 EL Mehl (Dinkel)
- frische Petersilie
- Gewürze (Salz, Pfeffer, Muskat)

Zubereitung:

Waschen und schneiden Sie die Zucchini in etwa einen halben Zentimeter dicke Scheiben und schälen Sie danach die Süßkartoffel, um sie dann in dünne Scheiben zu schneiden.

Putzen Sie die Frühlingszwiebel, schneiden Sie diese in Ringe und waschen Sie die frische Petersilie. Zerkleinern Sie danach Petersilie und die geschälten Knoblauchzehen.

Für die Bechamelsauce lassen Sie die Butter in einem Topf schmelzen, sieben Sie das Mehl hinein und geben Sie die Milch dazu. Danach gut verrühren, um eine Klumpenbildung zu vermeiden. Bei Bedarf noch etwas Wasser hinzufügen.

Fügen Sie anschließend Zucchini, Süßkartoffel, Knoblauch und Petersilie dazu und lassen Sie alles zugedeckt etwas köcheln.

Backofen auf 180 Grad vorheizen und alles in eine Auflaufform geben. Danach mit der in Scheiben geschnittenen Mozzarella belegen und für 30-40 Minuten Umluft in den Ofen geben.

Als Garnitur mit den Frühlingszwiebeln bestreuen und genießen!

Selbstgemachte Schokoladencreme

Eine einfache und gesunde Alternative für Schokoladenliebhaber. Genießen ohne Reue!

Zutaten:

- 250 g gemahlene Haselnüsse
- 100 ml ungesüßte Mandelmilch
- 60 g Erythrit oder Süßstoff nach Wahl
- 40 g Backkakao
- 1 EL Vanilleextrakt

Zubereitung:

Vermischen Sie zuerst alle trockenen Zutaten gut miteinander.

Anschließend rühren Sie die Mandelmilch und den Vanilleextrakt unter und schmecken das Ganze ab.

Fertig! Füllen Sie die Schokoladencreme in Einweggläser und genießen Sie ihre Low Carb Leckerei.

Mozzarella- Melanzaniauflauf

Eine leckere und leichte Mahlzeit, die einfach zubereitet werden kann.

Zutaten:

- 400 g Melanzani
- 250 g Mozzarella
- 700 g geschälte Tomaten aus der Dose (Pelati)
- 50 ml Olivenöl
- frische Basilikumblätter
- etwas Mehl
- 80 g geriebener Parmesan

Zubereitung:

Schneiden Sie die Melanzani in ungefähr 1 cm dicke Scheiben und salzen Sie diese.

Halbieren Sie anschließend die Tomaten und schneiden Sie auch den Mozzarella in Scheiben.

Tupfen Sie die Melanzanischeiben trocken und erhitzen Sie das Olivenöl in einer Pfanne.

Wenden Sie die Melanzani in Mehl und backen Sie diese im Öl beidseitig.

Danach wieder mit Küchenpapier trockentupfen und den Backofen auf 200 Grad vorheizen.

Eine Auflaufform mit etwas Öl ausstreichen und Melanzani, Pelati und Mozzarella abwechselnd stapeln und Basilikum hinzufügen. Abschließend den geriebenen Parmesan hinzufügen und auf mittlerer Schiene ungefähr 45 Minuten backen.

High Carb Rezepte:

Thunfisch- Nudelsalat mit grünem Spargel

Ein erfrischender Salat, der mit einem hohen Protein- und Kohlehydratwert überzeugen kann.

Zutaten:

- 150 g Nudeln (Dinkel)
- 500 g grüner Spargel
- 250 g Thunfisch im eigenen Saft (circa zwei Dosen)
- 30 g weißes Mandelmus
- Gemüsebrühe Würfel oder Pulver
- Gewürze (Salz, Pfeffer, Muskat, Paprikapulver)

Zubereitung:

Kochen Sie die Nudeln nach Anleitung im Salzwasser und waschen Sie den Spargel währenddessen.

Danach das untere Drittel des Spargels schälen und in kleinere Stücke schneiden.

Kochen Sie den grünen Spargel anschließend in Wasser mit etwas aufgelöster Gemüsebrühe für ungefähr 7 Minuten.

Vermischen Sie das weiße Mandelmus mit ungefähr 350 ml Wasser und nun mit den Gewürzen verfeinern, anschließend unter die Nudeln geben.

Am Schluss geben Sie noch den Thunfisch und den Spargel hinzu und fertig, am besten lauwarm genießen.

Quarkhäppchen

Ein gesunder Snack für Zwischendurch mit viel Protein und guten Kohlehydraten.

Zutaten:

- 250 g Magerquark
- 100 g Apfelmark
- 50 g Gries (Dinkel)
- 50 g Haferflocken
- Süßstoff (bei Bedarf)

Zubereitung:

Vermischen Sie alle Zutaten miteinander und fügen Sie, je nach Bedarf etwas Süßstoff hinzu.

Heizen Sie den Backofen auf 180 Grad vor und legen Sie das Backblech mit Backpapier aus.

Anschließend formen Sie kleine Haufen mit der Masse und backen dies für ungefähr 20 Minuten im Ofen, fertig sind die weichen und leckeren Quarkhäppchen.

Schokoladen-Kokos Overnight Oats

Für ein schnelles Frühstück, das am Vortag zubereitet werden kann und sich für Feinschmecker bestens eignet. Am besten kalt aus dem Kühlschrank genießen.

Zutaten:

- 150 ml Kokoswasser
- 60 g grobe Haferflocken
- 3 EL Kokosraspeln
- 3 EL Joghurt
- 1 EL Kokosblütenzucker oder Süßungsmittel
- 2 TL Kakao
- 30 g dunkle Schokolade

Zubereitung:

Vermischen Sie alle Zutaten außer der Schokolade miteinander und füllen Sie dies in ein Glas.

Stellen Sie die Mischung über Nacht zugedeckt in den Kühlschrank.

Hacken Sie die dunkle Schokolade klein, streuen Sie diese darüber und anschließend ist das leckere Frühstück fertig.

Ernährung für Kraftausdauer

Kraftausdauer bedeutet, wenn die Muskeln über eine längere Zeit schwere Arbeit verüben müssen. Dies ist zum Beispiel beim Boxen, Rudern oder auch Laufsport der Fall. Dementsprechend muss auch die Ernährung angepasst werden und es ist viel Wert auf Eiweiß und Kohlehydrate zu legen.

Mit Faschiertem und Reis gefüllte Zucchinischiffe

Die perfekte Mahlzeit für gesundheitsbewusste Sportler, die viel leisten müssen.

Zutaten:

- 250 g Expressreis
- 2 Zucchini
- 600 g gemischtes Faschiertes
- 100 g Feta
- 2 Knoblauchzehen
- 2 mittelgroße Zwiebel
- Petersilie
- 40 g Cocktailtomaten
- 1/8 l Obers
- 1 EL Olivenöl
- Gewürze (Salz, Pfeffer)
- 1 TL Dijonsenf

Zubereitung:
Schneiden Sie die geschälten Zwiebeln und den Knoblauch klein und schwitzen Sie diese mit etwas Olivenöl in einem Topf an.

Geben Sie Knoblauch und Zwiebel zu dem Faschierten hinzu und mischen Sie danach den Expressreis, die gehackte Petersilie, den Senf und den zerbröckelten Schafskäse dazu und würzen Sie die Masse.

Nun halbieren Sie die Zucchini und höhlen Sie sie aus, um danach die Masse einzufüllen.

Die Zucchinihälften in eine Auflaufform geben, mit Öl beträufeln, Thymian und die Tomaten dazugeben.

Nun müssen Sie das Ganze im Backofen bei 180 Grad für ungefähr 15 Minuten backen.

Proteinreiche Overnight Oats mit Banane und Erdnussbutter

Die Banane sorgt für die nötige Konzentrationsfähigkeit und die Erdnussbutter für einen Energiekick für einen guten Start in den Tag.

Zutaten:

- 60 g grobe Haferflocken
- 150 ml Mandelmilch
- 2 EL griechisches Joghurt
- 1 -2 TL Erdnussbutter
- 1 EL Ahornsirup
- 1 Banane

Zubereitung:

Mischen Sie die groben Haferflocken, Mandelmilch, Joghurt, Erdnussbutter und Ahornsirup zusammen und stellen Sie das Glas zugedeckt über Nacht in den Kühlschrank.

Schneiden Sie vor Verzehr die Banane in Scheiben, verzieren Sie die Oats damit und schon ist Ihr gesundes Frühstück fertig zum Genuss.

Vegetarischer Eierreis

Eine Mahlzeit, die nicht nur durch den Geschmack überzeugt, sondern auch durch die Nährwerte und die Einfachheit.

Zutaten:

- 150 g ungekochter Basmati- Reis
- 2 mittelgroße Eier
- 2 Frühlingszwiebel
- 10- 15 g Ingwer (je nach Wunsch)
- 2 EL Schnittlauch
- ½ Knoblauchzehe
- 2 EL Olivenöl oder Sesamöl
- Gewürze (Salz, Pfeffer, Kurkuma)

Zubereitung:

Kochen Sie den Reis wie gewohnt und schneiden Sie währenddessen den geschälten Knoblauch und Ingwer in kleine Stücke.

Vermischen Sie in einer Schüssel die Eier mit dem Kurkumagewürz und warten Sie, bis der Reis ein bisschen abgekühlt ist.

Braten Sie den Reis anschließend mit Öl in der heißen Pfanne (oder im Wok) an und geben Sie das zerkleinerte Gemüse und das restliche Öl hinzu.

Nach ein paar Minuten müssen Sie die Kurkuma-Ei- Masse unterrühren und circa 3 Minuten lang weiterrühren.

Anschließend noch mit Gewürzen abschmecken, gehackten Schnittlauch hinzufügen und fertig.

Ausdauer durch Nudeln

Nicht nur bei den Ausdauersportlern zählen Nudeln als eine der Favoriten, wenn es ums Essen geht. Die meisten Menschen lieben Nudeln in jeglicher Form. Ernährungstechnisch bringen die Kohlehydrat-Bomben besonders den Ausdauersportlern einen richtigen Energiekick und verhelfen Ihnen so zu einem leistungsstärkeren Körper.

Vollkornnudeln mit Brokkoli in leckerer Nusssauce

Die Brokkoli sind vollgepackt mit Nährstoffen und machen in Kombination mit den Nüssen eine ideale Mahlzeit für mehr Energie aus.

Zutaten:

- 250 g Vollkornnudeln
- 500 g Tiefkühlbrokkoli
- 250 ml Gemüsebrühe
- 100 g Creme Fraiche
- 20 g Haselnüsse (gemahlen)
- Gewürze (Salz, Pfeffer, Chili)

Zubereitung:

Kochen Sie die Nudeln nach Packungsanleitung und lassen Sie währenddessen die Tiefkühlbrokkoli zugedeckt in einem Topf bei mittlerer Hitze für 5 Minuten garen.

Pürieren Sie nun die Hälfte des Brokkolis zusammen mit der Creme Fraiche und den Haselnüssen und schmecken Sie das Ganze mit Gewürzen ab.

Nun vermischen Sie die Sauce mit den Nudeln, fügen Sie den restlichen Brokkoli hinzu und fertig ist das leckere Nudelgericht.

Proteinreiche Spaghetti Carbonara

Folgendes Rezept ist eine gesündere und ausgewogenere Variante der klassischen Spaghetti Carbonara.

Zutaten:

- 100 ml Milch (1,5 % Fett)
- 120 g Spaghetti (Vollkorn)
- 100 g Frischkäse (fettarm)
- 1 Zwiebel
- 80 g Kochschinken
- 2 Eier
- 1 EL Parmesan (gerieben)
- Gewürze (Salz, Pfeffer)

Zubereitung:

Kochen Sie die Spaghetti nach Packungsanleitung, zerkleinern Sie währenddessen den Schinken und die Zwiebel und erhitzen Sie beides mit etwas Öl in der Pfanne.

Vermischen Sie die restlichen Zutaten in einer Schüssel und würzen Sie nach Belieben.

Nehmen Sie anschließend die Pfanne vom Herd und mischen Sie den Inhalt der Schüssel und die Spaghetti in die Pfanne und erwärmen Sie das Ganze am Schluss noch etwas.

Blattspinatnudeln

Der Blattspinat ist eine wahre Vitaminbombe und zusammen mit den Nudeln eine perfekte Mahlzeit für alle Ausdauersportler.

Zutaten:

- 400 g Nudeln
- 250 g Tiefkühlblattspinat
- 150 ml Gemüsebrühe
- 1 Zwiebel
- 2 Knoblauchzehen
- 4 EL Olivenöl
- 3 EL Creme Fraiche
- Parmesan (gerieben)
- Gewürze (Salz, Pfeffer)

Zubereitung:

Kochen Sie die Nudeln nach Packungsanleitung und lassen Sie den Blattspinat währenddessen in der Gemüsebrühe garen.

Schneiden Sie die geschälten Zwiebeln und den Knoblauch klein und lassen Sie beides mit dem Olivenöl anbraten.

Fügen Sie anschließend den Blattspinat, Creme Fraiche und die Gewürze hinzu und servieren Sie das Gericht mit geriebenen Parmesan.

Kohlehydrate und Superfoods

Im Großen und Ganzen sind Superfoods Lebensmittel, die voller guter Nährstoffe und Vitamine sind. Dazu zählen unter anderem die Gojibeere, Quinoa, Amaranth, Bulgur und Ingwer.

Kichererbsencouscous

Vollbepackt mit einer wertvollen Eiweißquelle und leckerem Couscous als Kohlehydratquelle.

Zutaten:

- 300 g Couscous (Vollkorn)
- 750 g Tiefkühlsuppengemüse
- 500 ml Gemüsebrühe
- 500 g Kichererbsen aus der Dose
- 3 Frühlingszwiebel
- Gewürze (Salz, Pfeffer, Kreuzkümmel, Koriander, Chillipulver)

Zubereitung:
Dünsten Sie zu allererst das Tiefkühlgemüse in einer Pfanne an und fügen Sie anschließend die Kichererbsen hinzu.

Geben Sie danach den Couscous und die Gewürze dazu, gießen Sie die Brühe in die Mischung und lassen Sie das Ganze ungefähr für 6 Minuten quellen, nachdem Sie die Pfanne von dem Herd genommen haben.

Am Schluss noch mit Frühlingszwiebeln garnieren und das Gericht ist servierfertig!

Obstsalat mit Quinoa

Die Früchte sind voller Vitamine und der Quinoa bietet allen Sportlern extra Energie - eine ideale Kombination.

Zutaten:

½ Tasse buntes Quinoa
½ Banane
2 Tassen gemischte Beeren
1 Nektarine
Limettensaft
1 EL Ahornsirup oder Honig
etwas Minze

Zubereitung:

Für den ersten Schritt müssen Sie das Quinoa waschen und anschließend kochen, bis es gar ist.

Waschen und schneiden Sie währenddessen das Obst und die Minze.

Fürs Dressing vermengen Sie den Limettensaft mit dem Ahornsirup/Honig und der Minze und fügen Sie je nach Geschmack etwas Wasser hinzu.

Danach müssen Sie das Obst, das Quinoa und das Dressing gründlich vermischen und kalt servieren.

Rote- Rüben Risotto mit frischen Heidelbeeren und Gojibeeren

Ein Risottorezept einmal anders, inklusive dem Superfood Gojibeeren.

Zutaten:

- 2 Zwiebeln
- 700 ml Gemüsesuppe
- 1 Knoblauchzehe
- 150 g Heidelbeeren
- getrocknete Gojibeeren (zum Garnieren)
- 2-3 Stück rote Rüben
- 100 ml Weißwein (oder Rotwein, je nach Geschmack)
- 250 g Risottoreis
- 2 EL Olivenöl
- 2 EL Butter
- 100 g Parmesan (gerieben)
- Gewürze (Salz, Pfeffer)

Zubereitung:

Schälen und schneiden Sie Zwiebeln und Knoblauch und erhitzen Sie beides mit Olivenöl in einem Topf.

Geben Sie anschließend den Risottoreis und die Butter dazu und lassen Sie das Ganze für 3 Minuten unter ständigen Rühren köcheln.

Daraufhin löschen Sie mit Wein ab und lassen den Reis einkochen, um daraufhin immer kleine Mengen der Suppe hinzuzugeben.

Lassen Sie das Risotto für 20- 30 Minuten garen und vergessen Sie nicht, umzurühren und zu würzen.

Die Roten Rüben müssen Sie putzen, schälen und in Würfel schneiden, die Sie anschließend in kochendem Salzwasser circa eine Minute lang garen und danach in kaltem Wasser abschrecken.

Das Risotto mit den Heidelbeeren und den Würfeln mischen und mit Heidelbeeren, Parmesan und den getrockneten Gojibeeren garnieren.

Tomaten- Bulgursalat

Bulgur ist ein wertvolles Hartweizenprodukt und passt perfekt zu frischem Gemüse.

Zutaten:

- 250 g Bulgur
- 3 Tomaten
- Frühlingszwiebel
- Petersilie
- Zitronensaft
- 1 Pfefferoni
- 2 EL Tomatenmark
- 2 EL Olivenöl
- Gewürze (Salz, Pfeffer)

Zubereitung:

Zu allererst müssen Sie den Bulgur mit kochendem Wasser übergießen und stehen lassen, damit dieser aufquellen kann.
Schneiden Sie währenddessen die Tomaten, Frühlingszwiebel, Petersilie und Pfefferoni klein und fügen Sie alles zum Bulgur hinzu.

Geben Sie für das Dressing das Olivenöl, Zitronensaft, Tomatenmark, Salz, Pfeffer und bei Bedarf für die Konsistenz etwas Wasser hinzu.

Das Dressing mit dem Bulgur vermischen und fertig ist die gesunde Mahlzeit.

Overnight Oats mit Chia- Samen und Amaranth

Dieses gesunde Frühstück vereinigt gleich zwei Superfoods miteinander: Chia-Samen und gepufften Amaranth!

Zutaten:

- 60 g Haferflocken (grob oder fein)
- ½ Banane
- 1 EL Amaranth (gepufft)
- 2 EL griechisches Joghurt
- 150 g Mandelmilch
- 1 EL Chia-Samen
- Gojibeeren (zum Garnieren)
- 1 EL Agavendicksaft oder Honig

Zubereitung:

Die Zubereitung der Superfood-Overnight Oats gestaltet sich relativ simpel. Sie müssen zu allererst alle Zutaten außer der Banane und der Gojibeeren miteinander vermischen und über Nacht kaltstellen.

Zerdrücken Sie vor Verzehr die Banane und mischen Sie diese zu den Oats.

Garnieren Sie mit den Gojibeeren und genießen Sie.

Ernährung für Kraftaufbau

Um an Muskelmasse aufbauen zu können, ist es besonders wichtig, auf eine ausreichende Proteinzufuhr zu achten und hochwertige Eiweißquellen zu sich zu nehmen. Die folgenden Rezepte glänzen nicht nur geschmacklich, sondern sie helfen den Muskeln nach dem Kraftsport auch durch einen hohen Proteingehalt bei der Regeneration.

Protein French Toast

Eine sportliche Variante des klassischen French Toasts, ein Frühstück für Feinschmecker!

Zutaten:

- 4 Scheiben Toast (Vollkorn)
- 2 Eiweiß
- 100 g Magerquark
- 100 ml Wasser
- 10 g Vanille Proteinpulver
- 1-2 TL Kokosöl

Zubereitung:

Vermischen Sie alle flüssigen Zutaten miteinander und toasten Sie in der Zwischenzeit den Toast.

Tränken Sie nun den Toast in der Flüssigkeit und achten Sie darauf, dass dieser sich damit vollsaugt.

Nun geben Sie Kokosöl in die Pfanne und braten Sie den Toast bei mittlerer Hitze von beiden Seiten an, doch lassen Sie die Pfanne nicht zu heiß werden.

Hähnchenquesadilla mit Ziegenkäse

Die frischen Quesadillas bringen einen mexikanischen Touch auf Ihren Teller und überzeugen mit dem intensiven Aroma der Kombination auf Ziegenkäse und dem Hähnchen.

Zutaten:

- 80 g Ziegenkäse
- 120 g Dosenmais
- 150 g Hähnchenbrust
- 8 Tortillas (mittelgroß)
- 2 EL Emmentaler (gerieben)
- 2 EL Koriander
- 2 TL Olivenöl
- Gewürze (Salz, Pfeffer, Chili)
- ½ Zwiebel

Zubereitung:

Zerkleinern Sie das Fleisch, die Zwiebel und den Koriander und vermischen Sie anschließend den Ziegenkäse mit dem Emmentaler.

Geben Sie die 1 TL Olivenöl in eine Pfanne und braten Sie zuerst die Zwiebel bei mittlerer Hitze an. Fügen Sie anschließend das Fleisch, den Mais, und die Gewürze hinzu und nehmen Sie das Ganze nach circa 3 Minuten von dem Herd, um den Koriander unterzumischen.

Verstreuen Sie nun den Käse und die Fleisch-Masse und braten Sie die Quesadillas in einer mit Olivenöl gefetteten Pfanne für etwa 5 Minuten an, wenden nicht vergessen.

Protein Kaiserschmarren

Der österreichische Klassiker wird zu einem leckeren High-Protein-Gericht umgewandelt und überzeugt nicht nur durch hervorragende Nährwerte.

Zutaten:
25 g Vanille Whey Protein
50 g feine Haferflocken
100 g Magerquark
2 Eiklar
¼ TL Backpulver
Süßungsmittel (bei Bedarf)
50 ml Wasser
Kokosöl (zum Anbraten)

Zubereitung:
Erhitzen Sie etwas Kokosöl in einer Pfanne und schlagen Sie in der Zwischenzeit das Eiklar steif.

Vermischen Sie nun die restlichen Zutaten, heben Sie das steife Eiklar unter, um die Masse anschließend in die Pfanne zu geben und von jeder Seite goldbraun anbraten zu lassen.

Teilen Sie nun den Kaiserschmarren mit dem Pfannenwender in mundgerechte Stücke und fertig ist die proteinreiche Mahlzeit!

Low- Carb und Proteinreich

Um viel essen zu können ohne Zuzunehmen greifen viele Menschen auf die Low-Carb und Proteinreich-Variante zurück. Die folgenden Rezepte werden Ihnen zeigen, wie einfach es ist, abzunehmen und dabei nicht hungern zu müssen.

Saftiges Ofenhähnchen mit Gemüse

Ideal für alle Liebhaber der mediterranen Küche und die, die es werden wollen.

Zutaten:

4 Hähnchenschenkel
1 kg Erdäpfel
3 EL Ketchup (zuckerreduziert)
80 ml Olivenöl
5 Knoblauchzehen
3 TL Paprikapulver
2 TL Salz
2 TL Pfeffer
1 EL Senfkörner
4 Rosmarinzweige
30 ml Zitronensaft

Zubereitung:
Waschen Sie das Huhn und geben Sie als Marinade das Ketchup, Knoblauch, Öl, Paprikapulver, Salz, Pfeffer, Senfkörner, Rosmarin und den Zitronensaft hinzu und lassen Sie das Ganze im Kühlschrank für etwa 30 Minuten einwirken.

Währenddessen waschen Sie die Erdäpfel und schneiden diese in eine längliche Spaltenform.

Geben Sie die Erdäpfel mit den Hähnchen in einer Auflaufform und lassen Sie diese bei 200 Grad für circa 70 Minuten gar werden. Ab und zu wenden nicht vergessen!

Spinatmuffins

Auch herzhafte Muffins schmecken gut und machen Spaß!

Zutaten:

- 250 g zerhackten Spinat
- 2 Zwiebeln
- 1 Knoblauchzehe
- 3 Eier
- 100 g Feta
- 1 EL Kokosöl
- 2 EL Magerquark
- 1 TL Muskat
- 70 g Mehl (Vollkorn oder Kokos)

Zubereitung:

Zerkleinern Sie Zwiebel und Knoblauch und braten Sie beides mit Kokosöl in einer Pfanne an.

Anschließend lassen Sie den Spinat in einem Topf auftauen und vermengen währenddessen Eier, Quark, zerbröselten Feta, Zwiebel und Knoblauch und fügen Sie danach den Spinat dazu.

Das Mehl während des Verrührens hinzugeben, mit Gewürzen abschmecken und in Muffin Förmchen geben.
Bei 180 Grad Ober-/ Unterhitze für circa 30 Minuten backen.

Hähnchencurry

Reich in Protein und niedrig in Kohlehydraten, muss man einfach probiert haben!

Zutaten:

- 500 g Hähnchenbrust
- 425 ml Kokosmilch
- 250 g Blattspinat
- 3 Tomaten
- 1 Zwiebel
- 1 Knoblauchzehe
- 2 EL Olivenöl
- 2 EL Currypulver
- Gewürze (Salz, Pfeffer)

Zubereitung:
Schneiden und waschen Sie die Zwiebel, Knoblauch, Tomaten und das Fleisch.

Erhitzen Sie das Olivenöl in einer Pfanne, braten Sie anschließend Zwiebel, Knoblauch und das Fleisch an und bestäuben Sie alles nach circa 5 Minuten mit dem Currypulver.

Fügen Sie die Tomaten und nach weiteren 3 Minuten die Kokosmilch hinzu und lassen Sie das Ganze für 10 Minuten auf mittlerer Hitze köcheln.

Am Schluss den Spinat hinzugeben, zusammenfallen lassen und das Gericht mit Gewürzen abschmecken - fertig!

Maximale Kraft durch die Küche

Egal, bei welchem Vorhaben auch immer, die richtige Ernährung spielt sowohl in der Diät als auch beim Muskelaufbau eine essentielle Rolle und die folgenden Rezepte sind vollbepackt mit gesundem Eiweiß.

Proteinwaffeln mit frischen Früchten

Ein Frühstücksklassiker mit einem überzeugend hohen Proteinanteil.

Zutaten:

- 1 Tasse Proteinmüsli
- 150 g Magerquark
- 50 g Birkenzucker
- 2 TL Vanillezucker
- geriebene Zitronenschale (Bio)
- 3 Eier
- 125 g Mehl (Vollkorn oder Dinkel)
- 1 TL Backpulver
- 1 Prise Salz
- Obst nach Wahl

Zubereitung:
Vermischen Sie zuerst den Magerquark mit dem Birkenzucker, Vanillezucker, Zitronenschale und der Prise Salz.

Fügen Sie nun die restlichen Zutaten hinzu und geben Sie ungefähr 2 EL des Teigs in das gefettete Waffeleisen und backen Sie sie goldbraun.

Garnieren Sie die Proteinwaffeln mit dem Obst Ihrer Wahl.

Paprikapfanne mit Rindfleisch und Cashewnüssen

Ein einfaches und leckeres Gericht, das innerhalb von Minuten verzehrfertig ist.

Zutaten:

- 240 g Rindfleisch
- 40 g ungesalzene Cashewnüsse
- 4 Frühlingszwiebel
- 2 Paprika
- 2 EL Olivenöl
- 3 EL Sojasauce
- Tabascosaue (je nach Geschmack)
- 1 Prise Zucker

Zubereitung:

Schneiden Sie das Rindfleisch in Streifen und braten Sie es in einer Pfanne an.

Schneiden Sie die restlichen Zutaten ebenfalls in Streifen, fügen Sie alles mit den Gewürzen in einen Gefrierbeutel und schütteln Sie diesen.

Den Inhalt zu dem Rindfleisch in die Pfanne geben und 6 Minuten lang anbraten.

Proteinreiche Biskuitrolle mit Erdbeeren

Für die süßen Feinschmecker, die eine gesündere Variante der Biskuitrolle ausprobieren möchten.

Zutaten:

- 200 g Magerquark
- 25 Vanille Proteinpulver
- eine Handvoll Erdbeeren
- 2 EL griechisches Joghurt
- 2 Eier
- Süßungsmittel nach Bedarf

Zubereitung:

Heizen Sie zuerst den Ofen auf 180 Grad vor und legen Sie Backpapier auf ein Backblech.

Trennen Sie die Eier, schlagen Sie das Eiweiß steif und verrühren Sie in einer anderen Schüssel die restlichen Zutaten außer den Erdbeeren und dem Magerquark miteinander. Heben Sie den Schnee unter, legen Sie den Teig auf dem Blech aus und backen Sie alles bei circa 12 Minuten.

Nun rühren Sie den Quark mit den zerkleinerten Erdbeeren cremig und streichen damit die Biskuitrolle ein, um sie danach einzurollen.

Gerichte für Genießer und Feinschmecker

Abnehmen heißt nicht gleich Hungern oder auf einen guten Geschmack verzichten zu müssen. Die folgenden Rezepte werden Ihnen beweisen, dass man auch als Genießer kinderleicht kalorienarme Gerichte kochen kann.

Zucchinipfanne mit Feta

Die Mahlzeit mit griechischem Touch liegt nicht schwer im Magen und ist kalorienarm, perfekt zum Abnehmen!

Zutaten:

- 60 g Reis
- 1 Zucchini
- 2 Tomaten
- 100 g Feta
- 1 Knoblauchzehe ,½ Zwiebel
- 200 ml Gemüsebrühe
- 2 EL Tomatenmark
- Basilikum

Zubereitung:
Kochen Sie den Reis und schneiden Sie in der Zwischenzeit das Gemüse klein und braten Sie mit ein bisschen Öl Zwiebel und Knoblauch in einer Pfanne an.

Fügen Sie danach das restliche Gemüse hinzu, löschen Sie das Ganze mit der Gemüsebrühe ab und mischen Sie das Tomatenmark sowie das Basilikum unter. Ungefähr 8 Minuten köcheln lassen.

Mischen Sie den Reis mit in die Pfanne und garnieren Sie mit dem zerbröselten Feta.

Shrimpssalat mit Mango

Ein besonderes Gericht, das vor allem im Sommer gut schmeckt und einen tropischen Touch hat.

Zutaten:

- ♣ Salatmischung
- ♣ 200 g Shrimps
- ♣ 1 Paprika
- ♣ 1 Zwiebel
- ♣ 2 Karotten
- ♣ 1 Avocado
- ♣ 1 EL Olivenöl
- ♣ *für das Dressing:*
- ♣ ½ Mango
- ♣ 1 TL Senf
- ♣ 1 TL Honig
- ♣ 3 EL Essig
- ♣ Salz und Pfeffer
- ♣ ½ Zitrone

Zubereitung:
Schneiden Sie das Gemüse in mundgerechte Stücke und braten Sie die Shrimps mit dem Olivenöl in einer Pfanne an, bis sie gar sind.

Geben Sie für das Dressing alle Zutaten in einen Mixer und mixen Sie diese gründlich.

Vermengen Sie zum Schluss alle Zutaten miteinander und schon ist er fertig, der zeitsparende und leckere Shrimpssalat mit Mango.

Wildlachs mit Blumenkohlpüree

Das Blumenkohlpüree wird oftmals auch als „falscher Kartoffelbrei" betitelt, da er ähnlich schmeckt, aber weniger Kohlehydrate aufweist. Klingt interessant? Viel Spaß beim Nachkochen!

Zutaten:

- 250 g Wildlachs (Filet)
- 400 g Blumenkohl
- 1 Zwiebel
- 1 EL Olivenöl
- 20 g Butter
- Gewürze (Salz, Pfeffer)
- Schnittlauch
- Gemüsebrühepulver

Zubereitung:

Kochen Sie den Blumenkohl in heißem Salzwasser, bis er weich wird und pürieren Sie ihn anschließend mit den zerkleinerten Zwiebeln, Butter und dem Gemüsebrühepulver.

Braten Sie nun den Wildlachs mit dem Öl in einer Pfanne an und würzen Sie nach Geschmack.

Garnieren Sie das Gericht mit frischem Schnittlauch und fertig ist das abnehmfreundliche Gericht.

Kuchen

Kuchenliebhaber müssen auf einem Weg zu einem gesünderen und ausgewogeneren Lebensstil nicht zwingend auf die leckere Süßspeise verzichten. Durch den Einsatz von Vollkornprodukten, Zuckerersatz und ähnlichem kann man so einiges an Kalorien sparen und muss sich nicht schlecht fühlen, wenn man beim Abnehmen ein Stück Kuchen zu sich nimmt.

Zitronenkuchen

Meine kalorienärmere Version des Zitronenkuchens ist einfach in der Zubereitung und äußerst schmackhaft im Verzehr.

Zutaten:

- 200 g Joghurt (1,5% Fett)
- ½ Zitrone
- 50 g Instant Oats
- 40 g Mehl (Vollkorn oder Dinkel)
- 5 g Backpulver
- 1 Ei
- 30 g Vanilleproteinpulver oder Cheesecakeproteinpulver
- Süßstoff oder Flavdrops im Geschmack Cheesecake
- Öl oder Butter zum Einfetten

Zubereitung:

Mischen Sie alle oben angeführten Zutaten in eine Schüssel und vermischen Sie diese zu einer homogenen Masse.

Nun fetten Sie eine Backform Ihrer Wahl mit Öl oder Butter ein und heizen Sie den Backofen auf 180 Grad vor.

Jetzt kommt der Kuchen für ungefähr 20 Minuten in den Ofen und schon ist der hervorragende Zitronenkuchen fertig!

Saftiger Karottenkuchen

Dieses Rezept müssen Sie auf alle Fälle ausprobieren, auch wenn Sie noch nie zuvor einen Karottenkuchen gegessen haben. Äußerst fettarm und kalorienreduziert, trotzdem lecker im Geschmack.

Zutaten:

- 200 g Karotten
- ½ Apfel
- 70 g Mehl (Vollkorn oder Dinkel)
- 30 g Proteinpulver in Vanillegeschmack
- 3 Eiweiß
- 1 Eigelb
- 5 g Backpulver

Zubereitung:

Zu allererst müssen Sie den Apfel und die Möhren schälen und klein raspeln.

Schlagen Sie anschließend das Eiweiß steif und vermischen Sie alle anderen Zutaten in einer Schüssel.

Nun heben Sie den Schnee unter und legen eine Form mit Backpapier aus. (Oder optional ausfetten) Nun backen Sie den Kuchen bei 180 Grad für ungefähr 30 Minuten und fertig ist der gesunde Karottenkuchen.

Sommerlicher Kokoskuchen

Ein Traum für alle Kokosliebhaber und die, die es noch werden wollen. Mit der Creme ist der Kuchen eine wahre Proteinbombe und nun können Sie ganz ohne schlechtes Gewissen zugreifen.

Zutaten (Masse):

- 150 g Mehl (Kokos)
- 260 g Wasser
- 9 Eier (mittelgroß)
- 40 g Kokosraspeln
- 1 Messerspitze gemahlene Vanille
- 200 g Erythrit
- 60 g Kokosöl

Zutaten (Creme):

- 250 g Magerquark
- 200 g Frischkäse (natur und fettreduziert)
- 1 EL Kokosöl
- 3 EL Birkenzucker
- 8- 10 Tropfen Vanillearoma oder Kokosaroma

Zubereitung:
Geben Sie Eier, Mehl, Erythrit, Vanille und Kokosraspeln gemeinsam in einer Schüssel und vermischen Sie diese, bis eine homogene Masse entsteht.

Heizen Sie den Backofen auf 175 Grad vor und schmelzen Sie das Kokosöl, um es anschließend unter die anderen Zutaten zu mischen.

Geben Sie nun die Masse in eine eingefettete Backform und backen Sie den Kuchen für ungefähr 30 Minuten, bis er eine goldfarbene Farbe erreicht hat.

Schlagen Sie für die Creme die restlichen Zutaten zu einer Masse und tragen Sie diese auf den Kuchen auf, nachdem er ausgekühlt ist.

Desserts

Die meisten Menschen assoziieren das Abnehmen und eine gesunde Ernährung mit einem Ernährungsplan ganz ohne Süßigkeiten, Desserts und Kuchen. Mit den nächsten Rezepten wollen wir Sie davon überzeugen, dass diese Annahme überhaupt nicht stimmt und dass man mit den richtigen Zutaten auch hervorragende Desserts, die in eine ausgewogene Ernährungsweise passen, zaubern kann.

Eiweißreiche Nussschnecken

Sind durch die hochwertigen Kohlehydrate und Proteine ideal für Ausdauer-, und Kraftsportler geeignet und haben Suchtpotential, unbedingt ausprobieren!

Zutaten(Masse):

- 100 g Mehl (Vollkorn oder Dinkel)
- 100 g Eiweißpulver neutral oder mit Vanillegeschmack
- 100 g Magerquark
- 1 Eigelb
- 20 g Apfelmark
- 1 TL Backpulver
- 2 EL Agavendicksaft oder Honig
- 1 Prise Salz

Zutaten(Füllung):

- 100 g Haselnüsse (gemahlen)
- 100 g Frischkäse (fettreduziert)
- 1 Eiklar
- Süßungsmittel (bei Bedarf)

Zubereitung:

Geben Sie alle Zutaten für die Teigmasse in eine Schüssel und kneten Sie alles zu einer Masse.

Legen Sie ein Backblech mit Backpapier aus und breiten Sie den Teig darauf aus, bei Bedarf gleichmäßig ausrollen.

Die Zutaten der Füllung vermischen und auf dem Teig verstreichen und diesen zusammenrollen. Schneiden Sie anschließend etwa 3 cm dicke Stücke von der Rolle.
Bei 160 Grad Ober-Unterhitze in den Backofen geben und für ungefähr 15 Minuten backen.

Frozen Berry Joghurt

Ein erfrischendes und gesundes Frühstück, das voller Vitamine steckt und sich ideal für die warme Jahreszeit eignet.

Zutaten:

- 60 g Magerquark
- 70 g griechisches Joghurt
- 170 g Tiefkühlbeeren
- Süßungsmittel (bei Bedarf)

Zubereitung:

Nehmen Sie einen Mixer und geben Sie alle Zutaten hinein.

Zu einer homogenen Masse gut mixen und garnieren Sie das Glas mit frischen Beeren. So schnell kann ein gesundes Dessert zubereitet sein.

Apple Crumble Muffin

Ob als Nachtisch, als Snack für zwischendurch oder als reuefreies Frühstück, die Apfelmuffins mit leckerem Crumble schmecken immer.

Zutaten:

- 1 Ei
- 100 g Apfelmus
- 50 g Apfel (gerieben)
- 150 g Mehl (Vollkorn oder Dinkel)
- 30 g Haferkleie
- 100 g Magerquark
- 50 ml Milch (Halbfett)
- 30 g Haferflocken (grob)
- 30 g Kokosöl
- 1 TL Backpulver
- 1 TL Honig
- Zimt

Zubereitung:

Rühren Sie zu allererst das Apfelmus, Ei und Apfel cremig und geben Sie das Mehl, Backpulver und die Hälfte der Haferkleie dazu.

Anschließend müssen Sie den Magerquark, die Milch und den Süßstoff hinzugeben und gründlich vermischen.

Heizen Sie den Backofen auf 160 Grad vor und verteilen Sie den Teig auf Muffinformen.

Für die Crumbles müssen Sie die restliche Haferkleie, Haferflocken, Kokosöl, Honig und Zimt vermengen und auf die Muffins geben. Backen Sie die Muffins für 20 Minuten und voilà!

Eiweißkugeln mit Erdnussbutter und Schokodrops

Eignen sich ideal als Nachtisch oder als Energiebringer vor einer anstrengenden Trainingseinheit.

Zutaten:

- 100 g Erdnussbutter (wenn möglich ohne Zuckerzusatz)
- 30 g Eiweißpulver mit Schokoladengeschmack
- 50 ml Honig
- 30 g dunkle Schokoladendrops
- 20 Gold Leinsaat

Zubereitung:
Die Zubereitung dieser Köstlichkeit ist relativ einfach: geben Sie alle Zutaten in eine Schüssel und kneten Sie die Masse anschließend, bis eine homogene Masse entstanden ist.

Formen Sie darauf gleich große Kugeln und stellen Sie diese über Nacht in den Kühlschrank, damit sie schön bissfest werden. Guten Appetit!

Müsliriegel

Müsliriegel werden gerne als Energielieferant für zwischendurch verspeist und sind überaus praktisch, da Sie auch in die kleinste Handtasche passen. Ein großer Nachteil der im Supermarkt erhältlichen Müsliriegel ist jedoch, dass diese oft meist einen hohen Zuckeranteil vorweisen und verarbeitet sind. Darüber hinaus sind die darin enthaltenen ungesunden Fette schädigend für den Körper und deshalb auch kontraproduktiv im Rahmen einer gesunden Ernährung. Das ist der Grund, wieso es ratsam ist, seine eigenen Müsliriegel herzustellen.

Nussriegel

Besonders gut für Schüler und Studenten geeignet, da Nüsse zu einer verbesserten Konzentrations- und Merkfähigkeit verhelfen.

Zutaten:

- 200 g Mandeln/Haselnüsse/Cashewkerne (gerieben oder gehackt)
- 200 g Haferflocken (grob oder fein)
- 200 g getrocknete Früchte (Cranberries, Aprikosen)
- 130 g Butter
- 120 g Honig
- 1 Eiweiß

Zubereitung:

Rösten Sie die Nüsse und Haferflocken zuerst in der Pfanne ohne Öl an und hacken Sie währenddessen die getrockneten Früchte klein.

Nun schmelzen Sie die Butter und vermengen Sie diese mit dem Honig und den trockenen Zutaten.

Danach schlagen Sie das Eiweiß steif und heben es unter die Menge.

Den Backofen auf 150 Grad (Umluft) vorheizen und die Masse auf ein mit Backpapier ausgelegtes Backblech verteilen.

Daraufhin backen Sie diese für 10-15 Minuten, lassen die Masse abkühlen und schneiden Sie alles in Rechtecke.

Cranberry- Kokos Müsliriegel

Der Cranberry-Kokos Müsliriegel wird vor allem die Kokosliebhaber überzeugen, da der Geschmack durch die ideale Kombination von Kokosraspeln, Cranberries und Honig Suchtpotenzial trägt.

Zutaten:

- 100 g Haferflocken
- 100 g Kokosraspeln
- 60 ml Wasser
- 150 g Mehl (Vollkorn oder Dinkel)
- 60 g Kokosöl (geschmolzen)
- 30 g Cranberries
- 3 EL Sesam
- 100 g Honig

Zubereitung:

Geben Sie alle Zutaten gemeinsam in eine Schüssel und vermengen Sie diese gut.

Legen Sie ein Backblech mit Backpapier und verteilen Sie die Masse gleichmäßig darauf.

Bei 200 Grad im Ofen für ungefähr 15 Minuten backen und anschließend in Rechtecke schneiden, nachdem der Teig ausgekühlt ist.

Quinoa- Proteinriegel

Die klassische Variante hat einige Upgrades mitgebracht: Vollbepackt mit Protein und inklusive dem Superfood Quinoa kann er nicht nur die Sportler mit seinem Geschmack betören.

Zutaten:

- 250 g Magerquark
- 100 g Dinkelflocken
- 30 g gepuffter Quinoa
- 30 g Proteinpulver
- 30 g Haselnüsse (gehackt)
- 50 g Rosinen oder Cranberries
- 50 g Kokosöl (geschmolzen)
- 4 EL Honig

Zubereitung:

Vermischen Sie alle Zutaten zusammen in einer großen Schüssel gut miteinander, heizen Sie in der Zwischenzeit den Backofen auf 175 Grad vor.

Nun legen Sie ein Blech mit Backpapier aus und verteilen den Müsliriegelteil darauf.

Für 15 Minuten backen und schneiden Sie anschließend die Masse in rechteckige Riegel.

Smoothies und Shakes

Besonders beliebt bei gesundheitsbewussten Menschen sind Smoothies und Shakes, die nicht nur durch eine einfache und schnelle Zubereitung glänzen können. Vollbepackt mit Vitaminen und Nährstoffen sind Sie ein ideales Frühstück, um zu einem energiereichen Start in den Tag zu verhelfen. Die Zubereitung aller nachfolgenden Rezepte besteht ganz einfach darauf, das im Smoothie enthaltene Obst und Gemüse zu waschen, gegebenenfalls zu schälen, im Mixer zu mixen und eventuell über Nacht kalt zu stellen. (Besonders im Sommer zu empfehlen, sorgt für einen erfrischend kühlen Smoothie)

Beerensmoothie

Kann gegebenenfalls auch mit Mandelmilch, Hafermilch oder Kokosmilch zubereitet werden und schmeckt wie ein leckeres Dessert. Positive Nebenwirkungen: vollbepackt mit wichtigen Vitaminen und hält durch den hohen Proteinanteil lange satt.

Zutaten:

- 150 ml Milch
- 120 g Beeren (frisch oder tiefgekühlt)
- 1 Banane (gefroren)
- 80 g Magerquark oder griechisches Joghurt
- 2 Datteln
- 15 g Proteinpulver (Geschmack je nach Lust und Laune)
- etwas Wasser

Frozen Wassermelonensmoothie

Die milchfreie Variante eines Smoothies eignet sich perfekt für heiße Sommertage, an denen etwas Abkühlung erwünscht ist. Ist innerhalb weniger Minuten zubereitet, kalorienarm und passt in jede gesunde Ernährung.

Zutaten:

- ♣ 400 g Wassermelone (tiefgekühlt)
- ♣ 60 g Banane (tiefgekühlt)
- ♣ 100 g Beeren (tiefgekühlt)
- ♣ etwas Wasser (bei Bedarf)

Green Smoothie

Green Smoothies sind unter gesundheitsbewussten Menschen äußerst beliebt, da sie vor lauter Antioxidantien, Vitaminen und Nährstoffen nur so strotzen. Die Variante überzeugt vor allem durch den tropischen Touch durch Ananas und Mango. Darüber hinaus verhilft der Ingwer zu einem gestärkten Immunsystem, was vor allem in den Wintermonaten ein großer Pluspunkt ist.

Zutaten:

- ½ Kopf Römersalat
- 1 Tasse Ananas
- 1 große Mango
- 1 Stück Ingwer (frisch)
- etwas Wasser

Eiweißreicher Pfirsischsmoothie

Das leckere Obst schmeckt auch in Smoothieform hervorragend und bringt durch den Magerquark einen beträchtlichen Proteinanteil ganz ohne Eiweißpulver mit sich. Dieses Rezept kann im Sommer auch mit der Zugabe von Eiswürfeln angepasst werden und macht ihn noch erfrischender.

Zutaten:

- 200 g Magerquark
- 2 entsteinte Pfirsiche
- 1 EL Leinsaat
- (Eiswürfel)

Hinweise zum Abschluss

Der Weg zu einem gesünderen und aktiveren Leben gestaltet sich als ein Prozess, der sich über eine längere Dauer erstreckt und viel Geduld benötigt. Es ist auch zu erwähnen, dass es kein stets steigender Erfolgsweg ist. Ganz im Gegenteil: Es wird sowohl Erfolgsmomente als auch Rückschläge geben, die sich negativ auf die Motivation und Willenskraft auswirken können. Der wichtigste Punkt ist jedoch, dass Sie nie aufgeben und stets an sich arbeiten.

Auch was das Thema Ernährung betrifft, sollten Sie darauf achten, eine gewisse Balance beizubehalten und nicht immer so streng mit sich zu sein. Wie Ihnen dieses Kochbuch wahrscheinlich gezeigt hat, ist es darüber hinaus durchaus möglich, auch mit gesunden Zutaten leckere, und nährstoffreiche Mahlzeiten zu kochen. Die kleinen Änderungen können teilweise schon große Unterschiede machen: Ersetzen Sie doch einmal normales Mehl durch Vollkornmehl oder Dinkelmehl und Sie werden merken, dass Sie viel länger satt sein werden.

Ersetzen Sie Milchschokolade doch einmal durch Schokolade mit einem höheren Kakaogehalt. Anfangs werden Sie merken, dass diese bitterer ist und nicht so süß wie die gewohnte Schokolade, jedoch werden Sie sich schnell an diesen neuen Geschmack gewöhnen und profitieren darüber hinaus auch von den gesundheitlichen Vorteilen dunkler Schokolade.

Beim Kochen ist es noch dazu wichtig, offen für neue Geschmackskombinationen und experimentierfreudig zu sein. Trauen Sie sich doch einmal etwas mehr und Sie werden sehen, wie sich ein neuer Zugang zum Thema gesunde Ernährung und gesunde Lebensweise entwickelt und wie Sie immer mehr Spaß an der Sache finden.

Ich wünsche Ihnen viel Spaß beim Nachkochen, Ausprobieren und Schmökern, guten Appetit!

Haftungsausschluss

Die Inhalte dieses Buches wurden mit größter Sorgfalt erstellt. Für die Richtigkeit, Vollständigkeit und Aktualität der Inhalte können wir jedoch keine Gewähr übernehmen. Sie spiegeln die persönliche Meinung, die ausführliche Recherche und die Meinung des Autors wieder. Der Autor übernimmt daher keine juristische Verantwortung oder Haftung für Schäden, die durch eventuelle Fehler oder kontraproduktive Ausübung durch den Leser entstehen. Dieses Buch ist eine Anleitung zu möglichen Erfolgsstrategien und keine Garantie für Erfolge. Der Autor übernimmt daher keine Verantwortung für das Nicht-Erreichen der im Buch beschriebenen Ziele.

Impressum

1. Auflage

Kontakt: Dein Detlef Groeger Schulstr.84 26524 Berumbur
Covergestaltung: Hanna Heckmann:
depositphotos.com

Printed in Poland
by Amazon Fulfillment
Poland Sp. z o.o., Wrocław

88978494R00056